www.ingramcontent.com/pod-product-compliance
Lightning Source LLC
Chambersburg PA
CBHW060427290526
45791CB00002B/892
9781074302030